BEI GRIN MACHT SICH IHR
WISSEN BEZAHLT

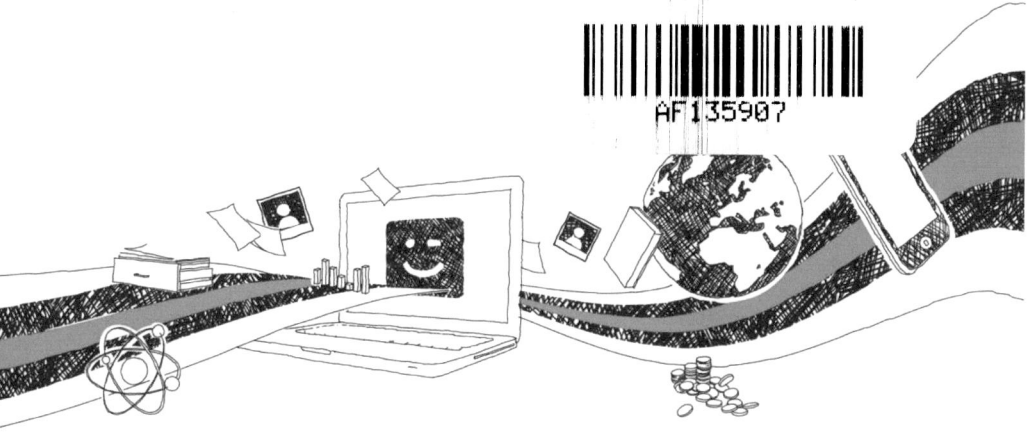

- Wir veröffentlichen Ihre Hausarbeit,
  Bachelor- und Masterarbeit

- Ihr eigenes eBook und Buch -
  weltweit in allen wichtigen Shops

- Verdienen Sie an jedem Verkauf

Jetzt bei www.GRIN.com hochladen
und kostenlos publizieren

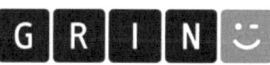

Vergütung von Pflegepersonen. Eine Bestandsaufnahme

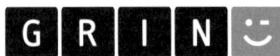

Bibliografische Information der Deutschen Nationalbibliothek:

Die Deutsche Nationalbibliothek verzeichnet diese Publikation in der Deutschen Nationalbibliografie; detaillierte bibliografische Daten sind im Internet über http://dnb.d-nb.de abrufbar.

ISBN: 9783346654755
Dieses Buch ist auch als E-Book erhältlich.

Druck und Bindung: Books on Demand GmbH, Norderstedt Germany
Gedruckt auf säurefreiem Papier aus verantwortungsvollen Quellen

Das vorliegende Werk wurde sorgfältig erarbeitet. Dennoch übernehmen Autoren und Verlag für die Richtigkeit von Angaben, Hinweisen, Links und Ratschlägen sowie eventuelle Druckfehler keine Haftung.

Das Buch bei GRIN: https://www.grin.com/document/1234655

Hochschule Fresenius

Fachbereich onlineplus

Studiengang: Management im Gesundheitswesen

Projektarbeit

Vergütung von Pflegepersonen – eine Bestandaufnahme

Abgabedatum: 18.04.2022

Inhaltsverzeichnis

Einleitung.. 2

1 Ergebnisse.. 3

   1.1   Vergütung vs. Arbeitsbedingungen..3

   1.2   Vergleich verschiedener Berufsgruppen...6

   1.3   stillschweigende Gesundheitspolitik 8

   1.4   persönliche Reflexion 11

2 Zusammenfassung und Fazit 14

Literaturverzeichnis 16

Einleitung

Der Fachkräftemangel in gesundheitsbezogenen Einrichtungen im deutschsprachigen Raum wird bereits seit Jahren heiß diskutiert. Vor allem Pflegekräfte sind hierbei die Leidtragenden. Diese arbeiten unter teilweise desaströsen Arbeitsbedingungen. Hinzu kommt, dass der Arbeitsaufwand und die Entlohnung in keiner Relation stehen. Das heißt, dass der tatsächlich erbrachte Aufwand der Pflegepersonen nicht gerecht vergütet wird. Damit spielen immer mehr Gesundheits- und Krankenpflegepersonen mit dem Gedanken, den Beruf zu wechseln oder zumindest zu kündigen, was wiederum zu einem verstärkten Fachkräftemangel führt, welcher ohnehin schon stark ausgeprägt ist. Seit geraumer Zeit wird von der Politik und den verantwortlichen Stellen versprochen, die Arbeitsbedingungen dieser essentiellen Berufsgruppe im Gesundheitswesen zu verbessern. Unter anderem sollen Anreize geschaffen werden, welche Pflegepersonen von Berufsausstiegen abhalten sollen. Eine bessere Vergütung wäre beispielsweise ein solcher Anreiz (Grossmann, 2017, S. 2f). Die Betroffenen bekommen aufgrund der derzeitigen Umstände immer häufiger das Gefühl, dass die Pflege und Betreuung von hilfsbedürftigen Personen für die vergütenden Stellen, unter dem Aspekt der momentanen Vergütung, nicht mehr Wert ist und daraus folgend die Entlohnung an sich zu niedrig angesetzt wird. Herausforderungen, mit welchen die Pflege konfrontiert werden, verschärfen die Sachlage nochmals deutlich. Der demographische Wandel, die geringe Wertschätzung der Pflege hinsichtlich der Vergütung, Kostendruckfaktoren, Finanzierungsprobleme und sinkende Arbeitszufriedenheit aufgrund von Personalmangel werden in naher Zukunft, falls keine Gegenmaßnahmen eingesetzt werden, die Versorgungslandschaft immens beeinträchtigen (Reichert, 2009, S. 27f).

Lohnverhandlungen, wie dies von anderen Berufsgruppen bekannt ist, existieren in der Pflege kaum (Glassner, Pernicka & Dittmar, 2015, S. 55). Gerade in dieser Sparte wären jedoch Verhandlungen dieser Art vonnöten, um den Personalmangel gewissermaßen minimieren zu können. Denn durch die Intensivierung der Arbeit und der knapp ausfallenden Entlohnung von Pflegepersonen ist dies aktuell eines der größten Probleme des Gesundheitssystems im deutschsprachigen Raum (Glassner, Pernicka & Dittmar, 2015, S. 70). „Im internationalen Vergleich betrachtet, kommen in Deutschland mit 11,5 dennoch vergleichsweise viele Pflegekräfte und Entbindungshelfer auf 1.000 Einwohner. Deutschland liegt im europäischen Vergleich damit im oberen Drittel" (Glasser, Pernicka & Dittmar, 2015, S. 70). Nichtsdestotrotz ist in Deutschland ein starker Fachkräftemangel aufgrund der geringen Vergütung bemerkbar. Daraus resultierend lässt sich folgende Frage stellen: Welche, in der Literatur beschrieben Schwachstellen hinsichtlich der Entlohnung von Pflegepersonen, können aufgezählt werden? Das Ziel der Hausarbeit ist es, die Problematik der Vergütung von Pflegepersonen aufzulisten und zu diskutieren.

1 Ergebnisse

Im Hauptteil werden die Ergebnisse dargestellt, die auch zugleich die Forschungsfrage beantworten sollen.

1.1 Vergütung vs. Arbeitsbedingungen

Neben der Vergütung von Pflegepersonen, führen auch die aktuellen Arbeitsbedingungen dazu, dass die Zufriedenheit von Mitarbeitern/Innen im Gesundheitswesen stetig sinkt. Die seit Jahren prognostizierte demographische Entwicklung wird die Situation der Pflegelandschaft in den nächsten Jahrzehnten hierbei nochmals erschweren. Die Politik versucht seit geraumer Zeit, den Patienten/Innen und den Angehörigen eine gewisse Selbstständigkeit in puncto Pflege zu übermitteln, um zeitintensive Versorgungen minimieren und Pflegepersonen entlasten zu können. Im Gegensatz dazu liegt eine Ökonomisierung des Gesundheitssystems vor. Kosteneinsparungen, indem weniger Personal eingestellt wird oder Material gespart wird, sind die Folge davon. Hinzu kommt, dass die Anleitung zur Selbstständigkeit von Patienten/Innen und Angehörigen in vielen Fällen scheitert. Somit sind sowohl Pfleger/Innen, welche ohnehin aufgrund der Kosteneinsparungen zusätzlich belastet werden, als auch Patienten/Innen und deren Angehörige, die Leidtragenden dieses Dilemmas (Mairhuber, 2019, S. 5f). Was die Entlohnung von Gesundheits- und Krankenpflegern/Innen angeht, schneiden vor allem jene Pfleger/innen schlecht ab, welche aus privaten Gründen in Teilzeit arbeiten. Falls Aspekte wie Alleinerziehung oder eine Scheidung hinzukommen, kann diese Gruppe als besonders existenzgefährdet eingestuft werden. Die Entlohnung von Vollzeitbeschäftigten gemessen am Arbeitsaufwand wird ebenso als verbesserungswürdig eingestuft (Mairhuber, 2019, S. 8).

Auch Auth (2020, S. 313) geht auf die problematische Lage von Teilzeitangestellten im Pflegebereich ein. Die Teilzeitbeschäftigung stelle generell ein Hindernis für das zukünftige Leben der Betroffenen dar, da diese in sozialer Hinsicht schlechter abgesichert und vor allem mit steigendem Alter mit Erwerbslosigkeit konfrontiert wären. Hinzu kommt, dass immer mehr Pflegepersonen aufgrund der unzureichenden Vergütung der Gefahr ausgesetzt sind, in Armut zu leben (Auth, 2020, S. 313f). „Wenn man in Deutschland oder in anderen westlich-kapitalistischen Ländern über Armut spricht, bezieht man sich in der Regel auf relative Armut, also auf einen materiellen Lebensstandard, der nicht ausreicht, um eine Teilhabe am soziokulturellen Leben zu gewährleisten" (Auth, 2020, S. 314). Folgende Tabelle zeigt die einkommensabhängige Armutsgefährdung von Personen in Deutschland auf.

Haushaltsform	Risikogrenze - Netto	Prekärer Wohlstand
Single	942 Euro	1.178 Euro
Alleinerziehende mit einem Kind unter 14 Jahren	1.225 Euro	1.531 Euro
Verheiratet mit zwei Kindern unter 14 Jahren	1.978 Euro	2.474 Euro

Tabelle 1 (eigene Darstellung, 2022) – in Anlehnung an Auth (2013, S. 315)

Aus dieser Tabelle wird ersichtlich, dass eine Pflegeperson, wenn diese weniger als 1.225 Euro Netto verdient und alleinerziehend (Kind unter 14 Jahre) ist, als armutsgefährdet gilt. Oftmals unterschreitet jedoch genau diese Gruppe die Risikogrenze zur Armutsgefährdung, da diese aufgrund von privaten Verpflichtungen einer Teilzeitbeschäftigung nachgehen und somit automatisch weniger verdienen (Auth, 2020, S. 315). Im Österreichischen-Arbeitsklima-Index wird ersichtlich, dass mehr als ein Drittel des Pflegepersonals, welches im stationären Setting beschäftigt ist, die Entlohnung als nicht zufriedenstellend empfindet. Unterschiede in Hinsicht des Einkommens unter den Bundesländern sind an dieser Stelle ebenso zu erwähnen. Die Einkommen variieren von Bundesland zu Bundesland teilweise unerklärlich stark. So kamen Autoren/Innen einer Studie, welche sich mit den Arbeitsbedingungen in den Gesundheits- und Sozialberufen in der Steiermark beschäftigte, zum Entschluss, dass knapp drei Viertel der Befragten die Vergütung als zu niedrig einstuften. Eine ähnliche Studie präsentierte, dass im Bundesland Tirol ebenso knapp drei Viertel der Pflegepersonen derselben Ansicht war (Mairhuber, 2019, S. 8). Solche Ungleichheiten werden auch in Deutschland beobachtet. So verdienen Altenpfleger im Durchschnitt mehr als Altenpflegerinnen. Ein Unterschied in Hinsicht der Entlohnung von Altenpflegern/Innen ist, wie folgende Tabelle aufzeigt, auch zwischen West- und Ostdeutschland bemerkbar.

Altenpfleger/Innen	Männer	Frauen
Westdeutschland	2.820 Euro	2.711 Euro
Ostdeutschland	2.297 Euro	2.190 Euro

Tabelle 2 (eigene Darstellung, 2022) – in Anlehnung an Auth (2020, S. 316)

Hierbei wird ersichtlich, dass die Bruttoeinkommen zwischen West- und Ostdeutschland sowie zwischen Männern und Frauen stark variieren. In Westdeutschland verdienen Altenpfleger/Innen demnach fast 500 Euro (Brutto) mehr als in Ostdeutschland. In beiden Teilen Deutschlands verdienen Männer monatlich mehr als 100 Euro (Brutto) als Frauen (Auth, 2020, S. 316).

Ein immenses Problem der Entlohnung von Pflegepersonen und deren Unzufriedenheit diesbezüglich liegt darin, dass Vertreter/Innen wie zum Beispiel Gewerkschaften den Einsatz von notwendigen Maßnahmen, um dieser Problematik entgegensteuern zu können, häufig versäumen. So werden von der Berufsgruppe der Pflege beispielsweise kaum Streiks durchgeführt. Ärzte/Innen oder etliche Berufsgruppen von anderen Branchen wie beispielsweise Bahnarbeiter/Innen hingegen setzten Streiks oftmals als Druckmittel ein und vertreten somit deren Interessen (Mairhuber, 2019, S. 9). „Da Betriebsversammlungen während der Arbeitszeit oder Streiks jedoch vielfach keine wirklichen Optionen sind, ist dadurch die Verhandlungsmacht der Interessenvertretung im Kampf für höhere Löhne und Gehälter geschwächt" (Mairhuber, 2019, S. 9).

Zuzüglich zur Unzufriedenheit mit der Entlohnung kommen oftmals miserable Arbeitsbedingungen hinzu. Vor Allem junge Pflegende geben an, dass Inhalte der Ausbildung sich von der beruflichen Praxis häufig unterscheiden. Die Aspekte Arbeitsorganisation, Ressourcenbeschaffenheit und Personalkonstitution werden hierbei am häufigsten als unattraktive Bedingungen für den Pflegeberuf angegeben. Von Gesundheits- und Krankenpflegern/Innen wird oftmals eine Bereitschaft für die Ableistung von Überstunden für einen Spottlohn erwartet. Die Überstunden ergeben sich häufig aufgrund von Krankenständen und Schwangerschaften und der daraus resultierenden Karenzrechten von werdenden Müttern. Zusätzliches Personal, welches die Überstunden auffangen könnte, wird jedoch selten bereitgestellt. Diese Problematik betrifft sowohl Teilzeit- als auch Vollzeitbeschäftigte. Die Vereinbarung zwischen beruflichem und privatem Leben wird durch die langen Arbeitszeiten sowie durch Überstunden immens erschwert. In einem Interview spricht eine Betroffene diesbezüglich von einem Teufelskreis (Mairhuber, 2019, S. 9f). „Dann hast du oft wirklich den Kreislauf: Die einen decken das mit Überstunden ab, die anderen sind im Krankenstand. Und wenn die einen vom Krankenstand zurückkommen gehen die anderen in Krankenstand" (Mairhuber, 2019, S. 10).

Der Zeitdruck wird ebenso als ein Belastungsfaktor angesehen. Zum einen steigt das Ausmaß an durchzuführenden Tätigkeiten, zum anderen sollen diese in einem immer kürzer werdenden Zeitfenster abgearbeitet werden. Dies stellt für zahlreiche Pflegepersonen einen Widerspruch dar. Mit der Bürokratie, welche ebenso meistens viel Zeit in Anspruch nimmt und den Dokumentationspflichten von Pflegern/Innen wird die Zeit, in der Pflegepersonen mit der Versorgung von Patienten/Innen beschäftigt sein könnten, diesen häufig vorenthalten. Hinzu kommen Kosteneinsparungen auf Kosten von Pflegern/Innen und Patienten/Innen sowie deren Angehörigen. Durch diese Belastungsfaktoren ist das Auftreten von körperlichen und psychischen Belastungen keine Seltenheit. Das Pflegepersonal leidet oftmals unter Müdigkeit, Schmerzen und Muskelverspannungen – um nur drei der zahlreichen Beschwerden zu nennen (Mairhuber, 2019, S. 10f).

Die Erhebungen des österreichischen Arbeitsgesundheitsmonitors haben gezeigt, dass knapp weniger als 50 Prozent der Pflegepersonen den Dienst in beeinträchtigtem Gesundheitszustand antreten. Mehr als zwei Drittel davon führten als Grund hierfür die Solidarität zu Arbeitskollegen/Innen und die Minimierung der ohnehin vielen Krankenstände an. Fast jede zweite Pflegeperson empfindet den Pflegeberuf als seelisch belastend. Ein weiterer Belastungsfaktor für Gesundheits- und Krankenpfleger/Innen sind Gewalttaten und verbale Attacken gegenüber dem Pflegepersonal. Jede fünfte Pflegeperson wird laut der „European Nurses Early Exit Study" mit solchen Angriffen mindestens einmal im Monat konfrontiert. Aus Summe dieser erheblichen belastenden Faktoren erleiden Betroffene häufig ein Burnout. Jede zwanzigste Pflegeperson in Österreich ist bereits von einem Burnout betroffen. Ein Drittel der Pflegekräfte weist anfängliche Symptome eines Burnouts auf und ist zugleich stark gefährdet einer stärkeren Form ausgesetzt zu sein. All diese Arbeitsbedingungen, welche offensichtlich negativen Ursprungs sind, führen dazu, dass zahlreiche Pflegepersonen mit der Entlohnung nicht zufrieden sind. Diese ist in Relation zu den Arbeitsbedingungen zu niedrig angesetzt. Aus diesem Grund werden in der Pflegelandschaft immer mehr Berufsausstiege beobachtet, Tendenz weiterhin steigend (Mairhuber, 2019, S. 11f).

1.2 Vergleich verschiedener Berufsgruppen

In diesem Kapitel werden die Verdienste verschiedener Berufsgruppen mit dem Verdienst der Pflege verglichen. Hierbei wird zuerst der Vergleich zu Berufsgruppen vorgenommen, welche dem Gesundheitswesen nicht zugehörig sind. Anschließend wird ein Vergleich zwischen den Berufsgruppen des Gesundheitswesens dargestellt. Die Verdienste werden in Brutto aufgelistet. Diese sind auf den Staat Österreich bezogen. Der Gehaltskompass des Arbeitsmarktservice Österreich zeigt Gehälter von 1.800 Berufen in alphabetischer Reihenfolge übersichtlich auf. Demnach haben diplomierte Gesundheits- und Krankenpfleger/Innen mit einem Einstiegsgehalt von höchstens 2.260 Euro Brutto zu rechnen. Die Berufsbeschreibung der Pflegeprofession wird wie folgt ausgeführt: „Gesundheits- und Krankenpfleger pflegen kranke und pflegebedürftige Menschen. Sie führen bestimmte medizinisch-diagnostische und medizinisch-therapeutische Maßnahmen eigenverantwortlich (nach Maßgabe der ÄrztInnen) durch" (Arbeitsmarktservice, 2022). Der Pflegeberuf bringt somit auch ein gewisses Ausmaß an Verantwortung mit sich, da die gesetzten Handlungen Leben retten können. Kompetenzbereiche wie Notfallmanagement, medizinische Diagnostik und Therapie, das Arbeiten mit Medizinprodukten sowie die Zusammenarbeit im multiprofessionellen Team sind Teil des Pflegeberufes (Arbeitsmarktservice, 2022).

Der Autor dieser Projektarbeit wird nun etliche Professionen bezüglich deren Gehälter tabellarisch auflisten und diese anschließend mit der Vergütung der Pflege vergleichen.

Beruf	Einstiegsgehalt in Brutto
Abfallbeauftragter	2.590 Euro
Bahn- und Gleisarbeiter/In	2.610 Euro
Personalmanager/In	2.570 Euro
Raumgestalter/In	2.090 Euro
Redakteur/In	2.870 Euro
Tankwart/In	1.510 Euro
Web Developer	2.390 Euro

Tabelle 3 (eigene Darstellung, 2022) – in Anlehnung an Gehaltskompass vom Arbeitsmarktservice (2022)

Diese Tabelle verdeutlicht, dass etliche Berufe, welche nicht mit einem immensen körperlichen oder emotionalen Aufwand in Verbindung gebracht werden, höher angesetzte Einstiegsgehälter als Pflegekräfte erhalten. Darunter sind sogenannte Bürojobs wie Personalmanager/In, Redakteur/In und Web Developer zu nennen. Die sogenannten systemrelevanten Berufe, zu der auch der Pflegeberuf gehört, verdienen demnach ebenso mehr als diplomierte Gesundheits- und Krankenpfleger/Innen. An dieser Stelle sind Abfallbeauftragte sowie Bahn- und Gleisarbeiter/Innen zu erwähnen. Lediglich der systemerhaltende Beruf des/der Tankwarts/In, welcher der Tabelle zu entnehmen ist, hat ein geringeres Einstiegsgehalt als eine diplomierte Pflegeperson. Raumgestalter/Innen beispielsweise weisen bei einem potentiellen Einstieg in die Profession ebenso ein niedrigeres Gehalt als Pflegepersonen auf (Arbeitsmarktservice, 2022).

Im nächsten Schritt werden Verdienstmöglichkeiten von medizinischen Berufsgruppen miteinander verglichen.

Beruf	Einstiegsgehalt in Brutto
Arzt/Ärztin für Allgemeinmedizin	3.930 Euro
Diplomierte medizinische Fachassistenz	1.570 Euro
Hebamme	2.270 Euro
Laborassistent/In	1.470 Euro
Logopäde/In	2.850 Euro
Physiotherapeut/In	2.870 Euro

Tabelle 4 (eigene Darstellung, 2022) – in Anlehnung an Gehaltskompass vom Arbeitsmarktservice (2022)

Innerhalb des Gesundheitswesens sind hinsichtlich Einstiegsgehälter beträchtliche Unterschiede zu bemerken. Dass Ärzte/Innen hierbei mit dem höchsten Einstiegsgehalt zu rechnen haben, ist laut dem Autor keine unerwartete Tatsache. Im Vergleich zu anderen gesundheitsbezogenen Berufen wird jedoch ersichtlich, dass sich der Pflegeberuf bezüglich der Vergütung im Mittelfeld befindet. Gesundheits- und Krankenpfleger/Innen verdienen um circa 600 Euro Brutto weniger als Logopäden/Innen und Physiotherapeuten/Innen. Ein weiterer äußerst verantwortungsvoller Beruf und zwar der von Hebammen ist gehaltstechnisch mit dem der diplomierten Gesundheits- und Krankenpfleger/Innen gleichzustellen. Assistenzberufe des Gesundheitswesens wie zum Beispiel Laborassistenten/Innen oder diplomierte medizinische Fachassistenten/Innen schneiden beim Vergleich deutlich schlechter als Pflegepersonen ab. Dies kann dem geschuldet sein, dass diese ausschließlich Assistenztätigkeiten durchführen und nicht direkt am Patienten/Innen arbeiten. Somit fällt der Verantwortungsaspekt geringer aus als bei Professionen, welche aktiv mit dem Patienten/Innen interagieren (Arbeitsmarktservice, 2022).

1.3 stillschweigende Gesundheitspolitik

Europaweit wurden in den Jahren vor der Pandemie umfangreiche Kürzungen in öffentlichen Diensten durch die Gesundheitspolitik der jeweiligen Staaten vorgenommen. Hierzu zählen der Verzicht auf den Ersatz von in den Ruhestand getretenen Arbeitnehmern/Innen, ein Personalaufnahmestopp oder gar ein Personalabbau. Das Gesundheitssystem leidet heute stärker denn je an diesen Folgen. Das Gesundheitswesen in den meisten europäischen Staaten wurde finanziell gesehen anhand von Kürzungen stark geschrumpft. Folglich konnten nicht genug Personen motiviert werden, sich für unterbezahlte Tätigkeiten, teilweise mit niedrigem

8

sozialem Schutz und wenig Perspektiven für die Entwicklung von Qualifikationen und beruflichen Laufbahnen sowie anspruchsvollen Arbeitsbedingungen, zu bewerben. Zahlreiche europäische Regierungen sind dem Wunsch nach Gegenmaßnahmen und Reformen nicht nachgekommen. Folglich brachte dies zahlreiche Auswirkungen mit sich. In Portugal beispielsweise mussten Fachkräfte des Gesundheitswesens eine 15 prozentige Kürzung des Lohnes hinnehmen. Auch wenn im deutschsprachigen Raum solche Kürzungen bis dato nicht angewendet wurden, eine Verringerung der Zahl der Fachkräfte hierzulande ist dennoch ersichtlich. Gleichzeitig steigt jedoch die Nachfrage nach Gesundheitsdienstleistungen. Immer mehr Pflegepersonen erwägen einen Berufsausstieg und ziehen in beruflicher Hinsicht einen Neuanfang in Betracht. Einerseits werden von Regierungen Investitionen in die Ausbildung von Pflegekräften getätigt, andererseits werden Kosten eingespart, wenn diese zu Fachpersonen werden. Hierbei ist ein Widerspruch erkennbar, welches seit Jahren von den verantwortlichen Stellen nicht Beiseite geschaffen wird (Marques & Macedo, 2018, S. 2257ff).

Aufgrund dieser Missstände und des Stillschweigens der Politik herrscht ein erheblicher Personalmangel im gesundheitsbezogenen Bereich, obwohl eine Vielzahl an Fachkräften besteht. Eine große Anzahl davon geht aufgrund der immer schlechter werdenden Arbeitsbedingungen und der dazugehörigen Vergütung im Gesundheitswesen jedoch einer anderen Tätigkeit nach (Pujol et al., 2021, S. 1888). Hinzu kommt, dass der Aufbau der Pflegeberufe in manchen europäischen Staaten aus Kostengründen stark umstrukturiert wurde. Dies brachte bei den Betroffenen massive Unsicherheit und eine Einschränkung deren Unabhängigkeit mit sich (Marques & Macedo, 2018, S. 2260ff). Der Autor wird nun die Umstrukturierung der österreichischen Pflegeprofession anhand der folgenden Abbildungen darstellen.

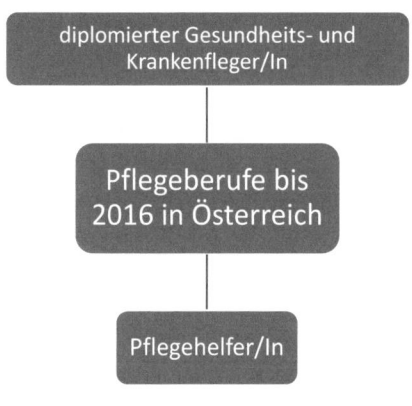

Abbildung 1 (eigene Darstellung, 2022)

Bis September 2016 wurde in Österreich die Pflegeprofession in zwei Gruppen aufgeteilt. Die Ausbildung zum/zur diplomierten Gesundheits- und Krankenpfleger/In dauerte hierbei drei Jahre, die Ausbildung zum/zur Pflegehelfer/In hingegen ein Jahr. Ab September 2016 wurde aus Kostengründen eine dritte Gruppe zur Pflege mit einer Ausbildungsdauer von zwei Jahren hinzugefügt, die der Pflegefachassistenz. Diese Gruppe sollte vor allem dazu führen, dass die Anzahl der kostspieligen diplomierten Gesundheits- und Krankenpflegern/Innen sich verringert und stattdessen die Zahl der geringer vergüteten Pflegefachassistenten/Innen, welche beinahe dieselben Kompetenzen wie das diplomierte Gesundheitspersonal aufweisen, rapide ansteigt. Das Ziel war die Aufteilung von diplomierten Gesundheits- und Krankenpfleger/Innen auf 30 Prozent, von Pflegefachassistenten/Innen auf 60 Prozent und von Pflegehelfer/Innen auf 10 Prozent umzusetzen. Zudem wurde der Begriff der Pflegehelfer/In auf Pflegeassistent/In umgeändert. Die Entlohnung der beiden bestehenden Gruppen sind jedoch konstant geblieben.

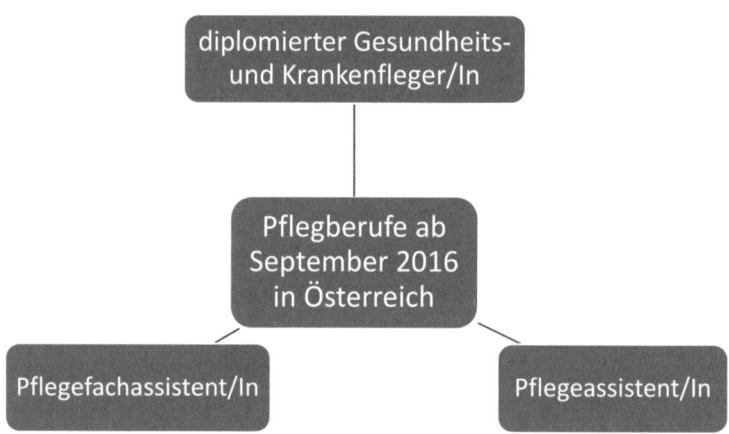

Abbildung 2 (eigene Darstellung, 2022)

Aufgrund dieser strikten Veränderungen wird die Berufslaufbahn von zahlreichen Personen in der Pflege beeinflusst, wodurch diese demotivierter und unzufriedener werden. Einsparungen solcher Art führen zu einem Rückgang von Bewerbungen und daher nochmals zu einer verstärkt prekären Personalsituation. Die Pflege wird heute als entscheidend für die Operationalisierung und Rationalisierung des Gesundheitswesens angesehen. Darüber hinaus scheint die Investition in die Bereiche der Managementunterstützung im Vergleich zu den Investitionen in die Pflege und die Betreuung der Patienten/Innen höher auszufallen. Somit wird von der Politik aus unerklärlichen Gründen an den falschen Stellen gespart (Marques & Macedo, 2018, S. 2260ff).

Da Gesundheitsangelegenheiten an vorderster Stelle die Gesellschaft betreffen, ist diese als Leidtragende zu betrachten. Obwohl Gesundheitsfragen zu den dringendsten Problemen zählen, werden seitens der Politik keine greifbaren Maßnahmen zur Bekämpfung der misslichen Lage gesetzt. Die Kluft zwischen Gesundheitsgewinnern und Gesundheitsverlierern wächst in Anbetracht dieser Entwicklungen stetig (Wils & Baumann-Hölzle, 2019, S. 12). „Gewiss, das Gesundheitswesen ist im innersten Zuständigkeitsbereich der Politik angesiedelt, aber es erfreut sich dort offenkundig keiner großen Beliebtheit. Wer ein Gesundheitsministerium führt, wird wahlweise bedauert, mit Häme überzogen oder zieht offene Aggressionen auf sich. Jeder Neuling muss alsbald feststellen, dass er sich im Dauerbeschuss unterschiedlichster Interessen befindet" (Wils & Baumann-Hölzle, 2019, S. 12). Nun gilt es die Interessen der Pflegekräfte zu vertreten und dieser Berufsgruppe bessere Arbeitsbedingungen, darunter auch eine gerechte Entlohnung zu verschaffen. Andernfalls sieht die Zukunft der Versorgungslandschaft düster aus (Wils & Baumann-Hölzle, 2019, S. 12f).

1.4 persönliche Reflexion

Der Autor ist seit zwei Jahren in einem österreichischen Krankenhaus als Gesundheits- und Krankenpfleger tätig. Dieser ist der Meinung, dass die Pflegeprofession in Österreich an sich nicht schlecht vergütet wird. Mit etlichen Zulagen wie beispielsweise Nachtdienstzulagen oder Gefahrenzulagen bekommen Pflegekräfte mehr ausbezahlt als manch andere Berufsgruppen. Der Autor gibt an, dass mit der Vergütung bei österreichischen Verhältnissen trotz der schwierigen Zeiten betreffend der hohen Inflation, ein gewisser Standard gelebt werden kann. Dies trifft jedoch auf Vollzeitbeschäftigte zu. Der Autor stimmt, den in der Arbeit verwendeten Quellen hinsichtlich Teilzeitangestellten bezüglich der Existenzgefährdung, völlig zu. Vor allem Alleinerziehende kämpfen gegen das Existenzminimum an. Dies macht sich auch im persönlichen Umfeld des Autors bemerkbar. Auch wenn der Autor der Meinung ist, dass die Entlohnung von Pflegekräften ausreichend ist, um ein „gutes" Leben führen zu können, gibt dieser an, dass diese Thematik als kontrovers zu betrachten ist. Denn gemessen an den Arbeitsbedingungen in der Pflegelandschaft wird wiederum ersichtlich, dass die Vergütung nicht gerecht erfolgt. Problematisch findet der Autor in Bezug auf die Vergütung von Pflegekräften, dass Auszubildende und Studierende der Pflege in Österreich keine Entlohnung erhalten. Im Gegenteil, diese müssen regelmäßig Beiträge entrichten, um die Ausbildung antreten zu dürfen. Österreich scheint somit einer der wenigen Staaten in Europa zu sein, welcher Studierende und Auszubildende der Pflege nicht vergütet. Somit entscheiden sich selbstverständlich vor allem junge Personen gegen den Pflegeberuf, da von Vornherein keine finanziellen Anreize geschaffen werden und die Pflegeausbildung an sich schon als belastend (zumindest finanziell gesehen) betrachtet wird. Personen, welche eine Polizeiausbildung anstreben, bekommen während der Ausbildung wiederum 1.000 Euro Netto monatlich. In diesem Zusammenhang stellt sich die Frage weshalb ausgerechnet in der Pflege, einer äußerst wichtigen Branche, gespart wird. Klar ist, dass die Vergütung von angehenden Polizisten/Innen deshalb beschlossen wurde, damit genügend Bewerber/Innen angelockt werden, welche wiederum bevorstehende Personalengpässe aufgrund von zukünftigen Pensionierungswellen abfangen sollen. Für den Autor ist unverständlich weshalb die Pflege hierbei außen vorgelassen wird.

Im Folgenden zählt der Autor Arbeitsbedingungen auf, welche das Ungleichgewicht zwischen der Entlohnung und den tatsächlichen Arbeitsbedingungen darlegen sollen. Je nach Personalbesetzung besteht die Möglichkeit, dass eine Pflegeperson für die Versorgung von 16 Patienten/Innen alleine aufkommen muss. Dieser Aspekt stellt eine große Herausforderung für Betroffene dar. Als Betroffene sind in diesem Zusammenhang Pflegekräfte, weiteres Personal des Gesundheitswesens sowie Patienten/Innen selbst anzugeben.

Einerseits soll die Versorgung bestmöglich gewährleistet werden, andererseits werden die Akteure in deren Handeln negativ beeinflusst, indem diesen eine immense Verantwortung zugeschoben wird. Hinzu kommt der enorme Zeitdruck und der steigende Personalmangel aufgrund von Personalabgängen oder Krankenständen. Zu besetzende Stellen können mangels Bewerbungen nicht nachbesetzt werden. Das Pflegepersonal steht somit permanent unter Stress und wird von Tag zu Tag ausgelaugter. Die unterschiedliche Vergütungshohe unter den Bundesländern betrachtet der Gesundheits- und Krankenpfleger ebenso als kritisch. Obwohl in der Steiermark die Lebenserhaltungskosten gemessen an Tirol geringer sind, bekommen diplomierte Gesundheits- und Krankenpfleger/Innen für die gleiche Tätigkeit hierzulande mehr ausbezahlt als jene in Tirol. An dieser Stelle ist zu erwähnen, dass Tirol die höchsten Lebenserhaltungskosten österreichweit aufweist. Trotzdem landet dieses Bundesland im österreichweiten Vergleich bezüglich der Vergütung im unteren Mittelfeld. Des Weiteren ist für den Autor unklar, weshalb die Politik diese Problematik nicht mit Gegenmaßnahmen bekämpft. In der Pandemiezeit wurde ersichtlich, dass die Regierung Ausgaben jeglicher Art generell vervielfacht hat, jedoch weiterhin wenig in die Pflege investiert wurde.

Außerdem wird von Pflegepersonen die Ableistung von Überstunden als selbstverständlich angesehen. Um diese Thematik besser veranschaulichen zu können, führt der Gesundheits- und Krankenpfleger sich selbst als Beispiel an. In den zwei Jahren als Gesundheits- und Krankenpfleger auf einer Akutstation, kompensierte dieser unzählige Male verschiedene Dienstformen aufgrund von unterschiedlichen Gründen. Innerhalb von 24 Monaten wurde auf dem Saldenblatt somit ersichtlich, dass eine Überstundenanzahl von über 200 Stunden gesammelt wurden. Dies entspricht bei einer Arbeitswoche von 40 Stunden einer Arbeitszeit von fünf Wochen, welcher als Zeitausgleich in Anspruch genommen werden sollte. Aufgrund des Personalmangels und der fehlenden Kapazitäten ist die Inanspruchnahme eines Zeitausgleichs jedoch nahezu unmöglich. Eine andere Option wäre daher die Überstunden auszahlen zu lassen. Der Grund weshalb die meisten Pflegekräfte eine Auszahlung nicht in Erwägung ziehen, ist der geringe Überstundensatz, welcher magere 4 Euro pro Überstunde beträgt. Wenn der Autor eine Auszahlung der 200 Überstunden in Betracht ziehen würde, so würden für fünf Wochen harte Arbeit lediglich 800 Euro ausbezahlt werden. Anhand dieses Beispiels wird nochmals ersichtlich, dass die Tätigkeit der Pflege finanziell keinesfalls gewürdigt wird. Solche Umstände führen dazu, dass Pflegepersonen anderen, besser bezahlten Tätigkeiten nachgehen und der Pflege den Rücken kehren. Das verbleibende Personal wird von Tag zu Tag mit immensen Herausforderungen konfrontiert und versucht Copingstrategien als Bewältigungsmaßnahmen zu entwickeln. Auch wenn in der Pandemiezeit dem Gesundheitspersonal zweimalig eine Prämie von 500 Euro ausbezahlt wurde, bleiben die seit Jahren bekannten Probleme weiterhin bestehen.

Weiters werden bei beruflichen Interessen seitens Pflegepersonen, wie beispielsweise Fort- und Weiterbildungen, diese von den Einrichtungen nicht ausreichend unterstützt. Hierbei lässt sich erneut ein Beispiel anhand der Erfahrungswerte des Autors dieser Projektarbeit veranschaulichen. Falls eine Pflegeperson sich auf ein Fachgebiet spezialisieren und die dazugehörige Zusatzausbildung absolvieren will, muss diese für die Kosten meistens selbst aufkommen, da in den letzten Jahren auch das Budget für solche Angelegenheiten gekürzt wurde. Ein Beispiel dazu: Pflegeperson X interessiert sich für Diabetes und den Stoffwechsel des Körpers. Folglich würde diese gerne einen Kurs besuchen, welcher die Pflegeperson nach Absolvierung dazu ermächtigt als *Diabetes Nurse* zuckerkranke Patienten/Innen in deren Krankheitsbewältigung zu unterstützen. Die Kurskosten müssen jedoch von den Kursteilnehmern/Innen selbst entrichtet werden. Einrichtungen, welche gewillt sind, deren Mitarbeiter/Innen durch finanzielle Anreize zu motivieren, zahlen teilweise einen Teil der Kurskosten. Dies kommt in der Praxis jedoch immer seltener vor. Bis vor fünf Jahren wurden solche Kurse vollständig von den Arbeitgebern übernommen. Bei Interessen dieser Art werden Arbeitnehmer/Innen also dazu verpflichtet, für die Kurskosten selbst aufzukommen, was wiederum dazu führt, dass solche Kurse nur gering besucht werden, da diese sich kostentechnisch oftmals im drei- bis vierstelligen Bereich befinden. Somit werden Interessenten/Innen nahezu verpflichtet, einen finanziellen Einschnitt in Kauf zu nehmen. Kostenpunkte wie Verpflegung oder die Beschaffung von Arbeitsschuhen werden von den meisten gesundheitsbezogenen Einrichtungen in Österreich ebenfalls nicht übernommen. Das heißt, dass auch hierfür das Personal selbst aufkommen muss.

Laut dem Autor ist auch zu erwähnen, dass Wochenend- und Feiertagsdienste schlechter als in anderen Branchen vergütet werden. Wenn eine Pflegekraft an einem Wochenende arbeitet, so bekommt diese in Tirol eine Wochenendzulage von lediglich 12 Euro. In anderen Bereichen werden für einen Dienst an einem Sonntag höhere Summen ausbezahlt als die Wochenendzulage, welche die Pflege erhält. Dies zeigt laut dem Autor wiederum die geringe Wertschätzung gegenüber Pflegepersonen, da die Personalbesetzung an Wochenenden und Feiertagen nochmals knapper gehalten wird. Auch wenn der Gesundheits- und Krankenpfleger anfangs erwähnte, dass der Pflegeberuf selbst nicht allzu schlecht vergütet wird, sind dringend Maßnahmen notwendig, um auch junge Personen für den Pflegeberuf zu motivieren. Eine offensichtliche Maßnahme wäre hierbei die Schaffung von finanziellen Anreizen. Diese Maßnahme würde womöglich auch Berufsausstiege verhindern oder minimieren und zu einer besseren Zufriedenheit in der Belegschaft führen. Die Politik wird in Zukunft gezwungen sein, diesbezüglich bestimmte Handlungen zu setzen, ansonsten droht der Pflegelandschaft im deutschsprachigen Raum das Kollabieren eines bereits „totgesparten" Gesundheitssystems.

2 Zusammenfassung und Fazit

In diesem Kapitel werden die Unterkapitel kurz zusammengefasst und übersichtlich dargestellt. Mairhuber (2019, S. 5f) gibt an, dass die Arbeitsbedingungen im Gesundheitswesen in den letzten Jahrzehnten schleichend schlechter wurden. Konkret werden in diesem Zusammenhang Kosteneinsparungen, Personalmangel und die Ressourcenknappheit genannt. In Anbetracht dieser Umstände fällt die Vergütung von Pflegepersonen eher gering aus. Zudem seien Teilzeitbeschäftigte aufgrund der geringeren Verdienstmöglichkeiten besonders existenzgefährdet (Mairhuber, 2019, S. 5ff). Dieser Aussage stimmt Auth (2020, S. 313) zu und fügt hinzu, dass Letztere im schlimmsten Fall von Armut betroffen sein können. Des Weiteren wird der Literatur entnommen, dass ein großer Anteil an Pflegepersonen die Höhe der Vergütung nicht als zufriedenstellend empfindet. Darüber hinaus sind bezüglich der Entlohnung regionale und geschlechtsspezifische Unterschiede im deutschsprachigen Raum ersichtlich. Pflegepersonen in Westdeutschland und Männer unabhängig von der Region erhalten demnach eine bessere Vergütung (Auth, 2020, S. 316). Durch sich anhäufende Krankenstände und die daraus entstehenden Überstunden sowie durch den unzureichenden Einsatz der Pflegelobby entstehen Frustgefühle bei den Betroffenen. Diese sollen mehr Aufgaben für weniger Zeit und für eine gleichbleibende Entlohnung übernehmen (Mairhuber, 2019, S. 9ff).

Beim Vergleich der Gehälter mit anderen Berufsgruppen wird erkennbar, dass Personen, welche Bürotätigkeiten nachgehen, wie beispielsweise Redakteure/Innen oder Web Developer, mit einem besseren Einstiegsgehalt eingestuft werden als dies bei diplomierten Gesundheits- und Krankenpflegern/Innen der Fall ist. Ein Vergleich zwischen medizinischen Berufsgruppen zeigt, dass Hebammen anfangs gleich viel und Physiotherapeuten/Innen sowie Logopäden/Innen mehr als diplomierte Gesundheits- und Krankenpfleger/Innen verdienen. Eine Begründung hierfür kann nicht vorgefunden werden (Arbeitsmarktservice, 2022). Maques und Macedo (2018, S. 2257ff) zeigen überdies die prekäre Situation des Gesundheitssystems in Europa auf. Dabei ist von Kürzungen, Personalabbau, schlechten Arbeitsbedingungen und von zu wenigen Bewerbern/Innen die Rede. Gleichzeitig soll jedoch trotz diesen negativ behafteten Veränderungen, welche von der Gesundheitspolitik der jeweiligen Staaten herbei-geführt wurde, die Versorgung gewährleistet werden. Der Grund für Einsparungen seitens der Politik ist hierbei oftmals unerklärlich (Maques & Macedo, 2018, S. 2257 ff). Aufgrund dieser Umstände denken immer mehr Pflegepersonen über einen Berufsausstieg nach (Pujol et al., 2021, S. 1888). Umstrukturierungen der gesamten Berufsgruppe der Pflege aus monetären Gründen, wie dies im Jahr 2016 in Österreich der Fall war, führen dazu, dass die Unzufrieden-heit innerhalb der systemrelevanten Berufsgruppe steigt. Wils und Baumann-Hölzle (2019, S. 12) erwähnen in diesem Zusammenhang, dass die Gesundheitspolitik im deutschsprachigen Raum aufgrund der aufgezählten Aspekte permanent unter Beschuss steht und daher eine Überforderung seitens der verantwortlichen Stellen bemerkbar ist. Der Autor dieser Projektar-beit führt ebenso einige Aspekte an, welche die Problematik der Vergütung von Pflegeperso-nen veranschaulichen sollen. Dieser nennt unter anderem die missliche Lage von Teilzeitbe-schäftigten, die Situation der Studierenden und der Auszubildenden, die größer werdende Ver-antwortung, den immensen Zeitdruck, unterschiedliche Vergütungen der Bundesländer, Über-stunden und das Schweigen der Politik. Auch wenn der Autor der Meinung ist, dass die Ver-gütung von Pflegepersonen an sich nicht miserabel ist, hebt dieser hervor, dass in Relation zu den Arbeitsbedingungen und den Umständen, ein starkes Potential für eine höhere Entloh-nung erkennbar ist. Unumstritten ist, dass Gegenmaßnahmen entwickelt werden müssen, da ansonsten die Zukunft der Pflege und der Versorgungslandschaft mit Herausforderungen be-haftet sein wird. Der Autor zweifelt jedoch daran, dass diesbezüglich positive Änderungen vor-genommen werden, da diese Problematik nicht von heute auf morgen entstanden ist, sondern teilweise seit Jahrzehnten bekannt ist. Nun, ist die Politik gefragt, die Pflege als Beruf aufzu-werten und attraktiver zu gestalten.

Literaturverzeichnis

Arbeitsmarktservice (2022). *Gehaltskompass.* Verfügbar unter: https://www.gehaltskompass.at/berufe/ (17.04.2022).

Arbeitsmarktservice (2022). *Karrierekompass.* Verfügbar unter: https://www.karrierekompass.at/berufe/1879-DiplomierteR_Gesundheits-_und_KrankenpflegerIn_auslaufend_ab_31.12.2023/ (17.04.2022).

Auth, D. (2020). Prekarisierung der Pflege(arbeit) = Armut der Pflegenden?. In Dackweiler, R.M., Rau, A., Schäfer, R. (Hrsg.), *Frauen und Armut – Feministische Perspektiven* (S. 303 – 324). Berlin & Toronto: Barbara Budrich Verlag.

Glassner, V., Pernicka, S. & Dittmar, N. (2015). *Arbeitsbeziehungen im Krankenhaussektor.* Verfügbar unter: https://www.econstor.eu/bitstream/10419/126205/1/846741121.pdf (27.03.2022).

Grossmann, V. (2017). *Wie kann man den Fachkräftemangel in der Schweiz bekämpfen?.* Freiburg: Universität Freiburg.

Mairhuber, I. (2019). Arbeitsbedingungen in der Pflege und Betreuung: hohe Belastungen, geringe Entlohnung, große Herausforderungen. In Filipic, U. (Hrsg.), *Gute Arbeit in Gesundheits- und Sozialberufen?!* (S. 4 – 17). Wien: ÖGB.

Marques, A.P.P. & Macedo, A.P.M.C. (2018). Health policies in Southern Europe and deregulation of labour relations: a glimpse of Portugal. *SciElo*, S. 2253 - 2264.

Pujol, F.E., Hancock, R., Hviid, M., Morciano, M. & Pudney, S. (2021). Market concentration, supply, quality and prices paid by local authorities in the English care home market. *Health Economics*, S. 1886 – 1909.

Reichert, W.G. (2009). *Gerechter Lohn in der Altenhilfe.* Verfügbar unter: https://nbi.sanktgeorgen.de/assets/documents/projects/Gerechter_Lohn_Download.pdf (27.03.2022).

Wils, J.P. & Baumann-Hölzle, R. (2019). *Die normative Idee des Gesundheitswesens.* 1. Auflage. Baden-Baden: Nomos.